Dominio del examen de evaluación del farmacéutico canadiense:

Parte 1 - Conquistar los exámenes de evaluación MCQ

John Mercola, Licenciado en Farmacia

John Mercola, Licenciado en Farmacia

Este libro está diseñado para ayudar a los farmacéuticos que deseen aprobar el examen de evaluación para la certificación en Canadá. No se trata de una guía completa para el estudiante, sino más bien de un conjunto de preguntas tipo test adaptadas para preparar rápidamente a los estudiantes para los exámenes. Para aquellos que buscan mejorar sus conocimientos en farmacia y ciencia farmacéutica, recursos como Goodman y Gilman, The Compendium of Pharmaceuticals and Specialties, junto con otras referencias, sirven como fuentes valiosas. El libro parte del supuesto de que el estudiante ya está preparado para los

exámenes y pretende ayudarle a poner a prueba sus conocimientos, familiarizándole al mismo tiempo con los tipos de preguntas que suelen plantearse en el examen.

La distribución de las preguntas es la siguiente:

Ciencias Biomédicas: 15%

Ciencias Farmacéuticas: 25%

Práctica farmacéutica: 50%

Ciencias del Comportamiento, Sociales y Administrativas de Farmacia: 10%

Dentro de estas áreas, espere preguntas que cubran:

Gestión de farmacias, que incluye aspectos financieros, de personal, de marketing, de mejora de la calidad, de gestión de riesgos y de seguridad en el lugar de trabajo.

Sistema sanitario canadiense

Farmacoeconomía

Bioestadística

Este libro ha sido concebido como una herramienta completa para ayudarle en su camino hacia el éxito en los exámenes de evaluación para la certificación de farmacéutico en Canadá. Su propósito es singular: reforzar su comprensión, perfeccionar sus habilidades y fortalecer su confianza a la hora de enfrentarse a los retos de estos exámenes cruciales.

Sin embargo, es vital subrayar un principio fundamental: este libro no es un atajo hacia el dominio, ni suplanta el valor de su dedicación, estudio riguroso y trabajo duro. Por el contrario, pretende ser un recurso complementario, una guía para aumentar su preparación y agilizar su enfoque de estos exámenes.

Hemos estructurado meticulosamente este libro para alinearlo con el formato del examen, ofreciendo una compilación de preguntas de opción múltiple (MCQ) adaptadas para reflejar el patrón y la complejidad de la prueba. Estas preguntas sirven como valiosos ejercicios de práctica, simulando las condiciones y el alcance de los exámenes de evaluación, familiarizándole así con los tipos de preguntas y mejorando sus habilidades para realizar el examen.

Sin embargo, el éxito en estos exámenes depende de algo más que de la mera familiaridad con los MCQ. Requiere un profundo conocimiento de las diversas facetas de las ciencias biomédicas, las ciencias farmacéuticas, la práctica farmacéutica, las ciencias conductuales, sociales y administrativas de la farmacia, así como la gestión farmacéutica. También es fundamental comprender el sistema sanitario canadiense, la farmacoeconomía y la bioestadística.

El propósito de este libro no es sustituir el estudio exhaustivo necesario para comprender estos temas. Por el contrario, sirve como catalizador, lo que le permite evaluar su comprensión del material, identificar las áreas que necesitan mayor atención, y perfeccionar sus estrategias de toma de exámenes.

Recuerde que su éxito depende en última instancia de su diligencia, perseverancia y compromiso con el aprendizaje. Utilice este libro como una herramienta en su arsenal, un complemento a sus esfuerzos y un medio para medir su progreso.

Le animamos a abordar sus estudios con determinación y concentración. Utiliza los libros de texto y las referencias recomendadas, sumérgete en los entresijos de las asignaturas, busca orientación cuando la necesites y persiste en tu búsqueda del conocimiento.

Combinando los recursos de este libro con tu dedicación inquebrantable, estarás mejor preparado para enfrentarte a los exámenes de evaluación y embarcarte con confianza en tu viaje para convertirte en farmacéutico certificado en Canadá.

Le deseo lo mejor en sus esfuerzos.

Saludos cordiales,

John Mercola , Bsc Pharm

Ciencias Biomédicas

1. ¿Cuál de los siguientes medicamentos está permitido como prescripción verbal?

a) Hidrocodona

b) Mersyndol (doxilamina, codeína, paracetamol)

c) Suboxone (buprenorfina/naloxona)

d) Morfina

2. Franklin Brown es un varón de 72 años con un régimen de medicación complejo ingresado en el hospital por neumonía. Está tomando clortalidona, amlodipino, pravastatina y escitalopram. Su presión arterial es de 110/70 mmHg y su aclaramiento de creatinina es de 30 ml/min. La orden actual es de levofloxacino 750 mg diarios cada 48 horas x 5 días. ¿Cuál de los siguientes NO es uno de sus factores de riesgo de prolongación del QT?

a) Uso de levofloxacino

b) Uso de escitalopram

c) Uso de clortalidona

d) Uso de amlodipino

3. Continuando con la pregunta 2, ¿cuál de los siguientes es un efecto adverso del levofloxacino?

a) Hipertensión

b) Sensibilidad mamaria

c) Tendinitis

d) Lengua negra

4. John Brown recibió un pedido de suspensión de metronidazol compuesto para un niño de 22 libras. La dosis es de 20 mg/kg/día durante 7 días. Utilizando una solución madre de metronidazol al 5% p/v, ¿cuánto volumen se requiere para todo el curso de los 7 días?

a) 28 ml

b) 62 ml

c) 140 ml

d) 280 ml

5. ¿Qué responsabilidades puede asumir un técnico de farmacia en lugar del farmacéutico?

a) Recibir una receta verbal de lorazepam

b) Transmitir lorazepam a otra farmacia

c) Adquirir productos de venta libre a un proveedor mayorista

d) Evaluar a un paciente para su posible derivación a una clínica ambulatoria

6. David Myer es un varón de 25 años que tiene problemas para dormir por la noche debido al estrés de los exámenes recientes. ¿Cuál de los siguientes es un consejo adecuado para ayudar a DN?

a) Dormir la siesta durante el día cuando se está cansado.

b) Leer antes de acostarse.

c) Hacer ejercicio durante el día.

d) Beber alcohol antes de acostarse.

7. En un ensayo clínico se está estudiando la incidencia del síndrome de Stevens-Johnson entre pacientes a los que se administró el fármaco X y el fármaco Y. En el grupo del fármaco X, 10 de 175 presentaron el efecto adverso, frente a 25 de 170 en el grupo del fármaco Y. ¿Cuál es el riesgo relativo de desarrollar el síndrome de Stevens-Johnson con el fármaco X frente al fármaco Y? ¿Cuál es el riesgo relativo de desarrollar el síndrome de Stevens-Johnson con el fármaco X en comparación con el fármaco Y?

a) 25%

b) 30%

c) 34%

d) 39%

8. Jerry Roberts pide que le recomienden un jarabe para la tos. Durante la entrevista con el paciente, ¿con cuál de las siguientes preguntas se recomienda evitar el sesgo de confirmación?

a) Actualmente no está tomando ningún producto sin receta, ¿verdad?

b) ¿Tiene alergia a algún medicamento?

c) ¿La tos es productiva o improductiva?

d) ¿A qué hora del día es más fuerte la tos?

9. Continuando con la pregunta 8, después de entrevistar a Jerry, usted se entera de que está sano y no toma medicamentos. Desarrolló una tos con flema hace 4 semanas y empezó a tomar jarabe de guaifenesina. La flema desapareció en 2 semanas, pero la tos seca persiste y no le deja dormir. ¿Cuál es su recomendación para él?

a) Pruebe con dextrometorfano en su lugar.

b) Dígale que siga utilizando el jarabe de guaifenesina.

c) Dígale que pruebe un jarabe para la tos sin receta con codeína.

d) Remitirle a un médico para una evaluación más exhaustiva.

10. ¿Cuál de las siguientes utiliza una abreviatura peligrosa que el Instituto de Prácticas Seguras de Medicación NO aprueba?

a) 50 mg

b) 25 µg

c) 0,5 g

d) 15 kg

11. ¿Cuál de las siguientes es una función primaria de los riñones?

a. Digestión

b. Filtración

c. Respiración

d. Circulación

12. ¿Cuál es la función de los glóbulos rojos?

a. Transporte de oxígeno

b. Digestión

c. Producción de insulina

d. Regulación del sistema nervioso

13. ¿Qué órgano se encarga de la desintoxicación de fármacos y productos de desecho metabólicos?

a. Corazón

b. Hígado

c. Riñones

d. Pulmones

14. ¿Qué enzima se encarga de descomponer las proteínas en el estómago?

a. Amilasa

b. Lipasa

c. Pepsina

d. Tripsina

15. ¿Cuál es la unidad estructural básica del sistema nervioso?

a. Neurona

b. Fibra muscular

c. Glóbulo rojo

d. Célula epitelial

16. ¿Qué hormona produce la glándula tiroides y regula el metabolismo?

a. Insulina

b. Tiroxina

c. Estrógeno

d. Testosterona

17. ¿Cuál es la función principal de la insulina en el cuerpo humano?

a. Coagulación de la sangre en el cuerpo humano

b. Regulación de la glucosa en el cuerpo humano

c. Contracción muscular en el cuerpo humano

d. Formación de hueso en el cuerpo humano

18. ¿Cuál de las siguientes es una característica del sistema inmunitario?

a. Producir insulina

b. Lucha contra las infecciones

c. Digestión de los alimentos

d. Regulación de la temperatura corporal

19. ¿Qué vitamina es necesaria e imprescindible para la síntesis del colágeno?

a. Vitamina A

b. Vitamina C

c. Vitamina D

d. Vitamina K

20. ¿Cuál es la función de las plaquetas en la sangre?

a. Transporte de oxígeno

b. Coagulación

c. regulación del pH

d. Respuesta inmunitaria

21. ¿Cuál de las siguientes es una función del sistema respiratorio?

a. Filtración de la sangre

b. Transporte de oxígeno

c. Regulación del metabolismo

d. Desintoxicación

22. ¿Cuál es la función principal de la vesícula biliar?

a. Almacenamiento de la bilis

b. Digestión de las proteínas

c. Regulación de la presión arterial

d. Síntesis de insulina

23. ¿Qué hormona es responsable de la respuesta de lucha o huida?

a. Cortisol

b. Estrógeno

c. Melatonina

d. Insulina

24. En la fisiología humana, ¿cuál es la función del sistema endocrino?

a. Regulación de la temperatura corporal

b. Comunicación a través de las hormonas

c. Transporte de oxígeno

d. Digestión de los hidratos de carbono

25. ¿Cuál de los siguientes es un ejemplo de neurotransmisor?

a. Insulina

b. Serotonina

c. Tiroxina

d. Estrógeno

26. ¿Cuál es la función del bazo en el sistema inmunitario?

a. Producción de anticuerpos

b. Filtración de la sangre

c. Digestión de las grasas

d. Almacenamiento de glucosa

27. ¿Cuál es una de las funciones más importantes del sistema óseo?

a. Transporte de oxígeno

b. Movimiento y apoyo

c. Digestión de las proteínas

d. Filtración de la sangre

28. ¿Cuál es la función principal del timo?

a. Producción de insulina

b. Regulación de la temperatura corporal

c. Desarrollo de los linfocitos T

d. Digestión de las grasas

29. ¿Cuál de los siguientes es un componente del sistema nervioso central?

a. Nervios periféricos

b. Médula espinal

c. Músculos esqueléticos

d. Glándulas suprarrenales

30. ¿Cuál es la función principal del sistema linfático?

a. Regulación de la presión arterial

b. Filtración de la sangre

c. Transporte de hormonas

d. Respuesta inmunitaria

31. ¿Qué enzima se encarga de descomponer los hidratos de carbono en el aparato digestivo?

a. Lipasa

b. Amilasa

c. Tripsina

d. Pepsina

32. ¿Cuál es la función del hipotálamo en el cerebro?

a. Regulación de la temperatura corporal

b. Control de la secreción hormonal

c. Almacenamiento en memoria

d. Coordinación muscular

33. ¿Cuál de los siguientes se considera un componente del sistema cardiovascular?

a. Pulmones

b. Hígado

c. Páncreas

d. Corazón

34. ¿Cuál es la función de la glándula pineal?

a. Regulación de la presión arterial

b. Producción de melatonina

c. Digestión de las grasas

d. Síntesis de insulina

35. ¿Cuál de las siguientes es una función del sistema tegumentario?

a. Transporte de oxígeno

b. Protección contra agentes patógenos

c. Filtración de la sangre

d. Regulación de la temperatura corporal

36. ¿Cuál es la función principal de los glóbulos blancos en el sistema inmunitario?

a. Transporte de oxígeno

b. Coagulación

c. Lucha contra las infecciones

d. regulación del pH

37. ¿Cuál de las siguientes es una función del páncreas?

a. Regulación de la temperatura corporal

b. Digestión de las proteínas

c. Producción de insulina

d. Filtración de la sangre

38. ¿Cuál es la función de las glándulas paratiroides?

a. Producción de insulina

b. Regulación de los niveles de calcio

c. Digestión de los hidratos de carbono

d. Síntesis de hormonas

39. ¿Cuál de los siguientes es un componente del sistema nervioso periférico?

a. Cerebro

b. Médula espinal

c. Nervios fuera del sistema nervioso central

d. Glándula timo

40. ¿Cuál es la función del cuerpo calloso en el cerebro?

   a. Regulación de la temperatura corporal

   b. Coordinación de los movimientos musculares

   c. Comunicación entre los dos hemisferios

   d. Digestión de las grasas

41. ¿Cuál de las siguientes es una función del sistema respiratorio?

   a. Regulación de la temperatura corporal

   b. Filtración de la sangre

   c. Transporte de oxígeno

   d. Síntesis de hormonas

42. ¿Cuál es la función de las glándulas suprarrenales en el sistema endocrino?

   a. Producción de insulina

   b. Regulación de los niveles de calcio

   c. Liberación de hormonas del estrés

   d. Digestión de proteínas

43. ¿Cuál de las siguientes es una función del sistema muscular?

   a. Filtración de la sangre

   b. Transporte de oxígeno

   c. Movimiento del cuerpo

d. Digestión de las grasas

44. ¿Cuál es la función principal de la córnea en el ojo?

a. Regulación de la luz que entra en el ojo

b. Producción de lágrimas

c. Enfocar la luz sobre la retina

d. Síntesis de hormonas

45. ¿Qué órgano es responsable de la producción de bilis?

a. Vesícula biliar

b. Páncreas

c. Hígado

d. Riñones

46. ¿Cuál es la función de los alvéolos pulmonares?

a. Transporte de oxígeno

b. Filtración de la sangre

c. Intercambio de gases

d. Síntesis de hormonas

47. ¿Qué papel desempeña el sistema excretor en el cuerpo humano en términos de funciones fisiológicas?

a. Transporte de oxígeno

b. Filtración de la sangre

c. Regulación de la temperatura corporal

d. Eliminación de productos de desecho

48. ¿Cuál es la función de la trompa de Eustaquio en el oído?

a. Regulación de las ondas sonoras

b. Igualación de la presión del aire

c. Producción de cerumen

d. Síntesis de hormonas

49. ¿Cuál de las siguientes es una función de la hipófisis?

a. Regulación de la temperatura corporal

b. Producción de insulina

c. Liberación de hormonas que regulan otras glándulas

d. Digestión de proteínas

50. ¿Cuál es la función principal de la mucosidad en el sistema respiratorio?

a. Transporte de oxígeno

b. Protección contra agentes patógenos

c. Digestión de las grasas

d. Síntesis de hormonas

51. ¿Cuál de las siguientes es una función del sistema reproductor?

a. Filtración de la sangre

b. Transporte de oxígeno

c. Producción de gametos

d. Regulación de la temperatura corporal

52. ¿Cuál es la función principal de los canales semicirculares en el oído interno?

a. Regulación de las ondas sonoras

b. Igualación de la presión del aire

c. Equilibrio y orientación espacial

d. Síntesis de hormonas

53. ¿Cuál de las siguientes es una función del sistema urinario?

a. Digestión de las proteínas

b. Filtración de la sangre

c. Síntesis de la insulina

d. Regulación de la temperatura corporal

54. ¿Cuál es la función principal del cristalino en el ojo?

a. Regulación de la luz que entra en el ojo

b. Enfoque de la luz sobre la retina

c. Producción de lágrimas

d. Síntesis de hormonas

55. ¿Qué órgano es responsable de la producción de insulina?

a. Hígado

b. Páncreas

c. Riñones

d. Glándula tiroides

Práctica farmacéutica

56. Según la interpretación que hace Health Canada de la legislación y los reglamentos, ¿cuáles de las siguientes actividades están autorizados a realizar los farmacéuticos con sustancias controladas en virtud de la Ley de medicamentos y sustancias controladas (CDSA)?

a. Ajuste de la formulación

b. Prescripción de sustancias controladas

c. Dispensación sin receta

d. Vender sustancias controladas sin restricciones

57. ¿A qué se refiere el término "desprescripción" en el contexto de las actividades de los farmacéuticos con sustancias reguladas?

a. Aumentar la dosis de un medicamento

b. El proceso planificado y supervisado de reducir o suspender una medicación

c. Cambiar la formulación de un medicamento

d. Vender medicamentos directamente a los pacientes

58. Con arreglo a la normativa de la CDSA, ¿qué se entiende por rellenado parcial, tal como se describe en la información facilitada?

a. Eliminación de medicamentos caducados

b. Negarse a dispensar sustancias controladas

c. Dispensar una cantidad inferior a la cantidad total especificada por un facultativo

d. Suministro de medicamentos sin receta

59. Según la información facilitada, ¿qué deben garantizar los farmacéuticos cuando realicen actividades con sustancias controladas?

a. Sus acciones no restringen el acceso de los pacientes a las recetas necesarias

b. Maximizar los beneficios de la venta de sustancias controladas

c. Realización de actividades sin la participación de médicos prescriptores

d. Vender sustancias controladas sin limitaciones

60. ¿Cuál es el ámbito principal de la información facilitada por Health Canada en relación con las actividades de los farmacéuticos con sustancias reguladas?

a. Asesoramiento jurídico sobre la Ley de Drogas y Sustancias Controladas (CDSA)

b. Orientación a farmacéuticos y reguladores provinciales sobre la interpretación de la legislación

c. Restricciones a las actividades de los farmacéuticos con sustancias controladas

d. Recomendaciones para maximizar los beneficios de las farmacias

61. ¿Cuál de los siguientes no es un medicamento de venta libre?

A. Salicilatos

B. Melatonina

C. Drogas parecidas y similares

D. Ninguna de las anteriores

62. ¿Qué es una farmacia?

A. Un departamento hospitalario que se ocupe de la adquisición, almacenamiento, composición y dispensación de medicamentos y productos sanitarios.

B. Un departamento hospitalario que se ocupe de la fabricación, las pruebas, el envasado y la distribución de medicamentos y productos sanitarios.

C. Tienda en la que se almacenan, venden y dispensan medicamentos con receta, medicamentos de venta libre, productos sanitarios y preparados cosméticos y de tocador.

D. Tanto a como b

63. ¿Qué contiene el formulario de un hospital?

A. Instrumentos

B. Drogas

C. Personal

D. Pacientes

64. ¿En lactantes y niños, la absorción es notablemente más rápida que en el periodo neonatal para qué vía?

A. Oral

B. Tópico

C. Por vía intravenosa

D. Intramuscular

65. ¿Qué fármaco no requiere monitorización terapéutica?

A. Digitoxina

B. Gentamicina

C. Fenitoína

D. Paracetamol

66. ¿De qué palabra latina procede el término "hospital"?

A. Asclepieia

B. Hospitale

C. Hospicio

D. Ninguna de las anteriores

67. ¿Cómo aumentar la atención al paciente y los beneficios económicos?

A. Utilización de medicamentos genéricos

B. Uso de medicamentos de marca

C. Ambos

D. Ninguno

68. ¿Cuál es otro término para los servicios de atención al paciente?

A. Servicios de salud pública

B. Servicios sanitarios aliados

C. Servicios de enfermería

D. Servicios administrativos

69. En un estudio clínico, ¿quién es el promotor?

A. País

B. Organización

C. Sociedad

D. Cohorte

70. ¿Cómo se denominan los detalles por escrito de la realización de ensayos para garantizar el control de calidad?

A. BPC

B. PNT

C. CEI

D. ADR

71. ¿Qué indica la presencia de cuerpos cetónicos en la orina?

A. Disfunción renal

B. Nefrosis

C. Hipoglucemia

D. Intoxicación por setas

72. Si un hospital de 200 camas quiere funcionar, ¿cuántos farmacéuticos debería contratar como mínimo?

A. 8

B. 10

C. 15

D. 5

73. ¿Cuál es la descripción adecuada de los costes medios?

A. El valor de las oportunidades perdidas por la utilización de recursos en un determinado servicio o tecnología sanitaria

B. Los costes totales de un sistema sanitario divididos por las unidades de producción

C. Independiente del número de unidades de producción e incluye calefacción, iluminación y costes fijos de personal.

D. El coste del consumo de medicamentos es un buen ejemplo de costes variables

74. ¿Qué representa el volumen celular medio?

A. Relación entre hematocrito y recuento de glóbulos rojos

B. Relación entre Hb y RBC

C. Ambos

D. Ninguno

75. ¿Cuál es un ejemplo de hospital civil?

A. Hospital de élite

B. Hospital presupuestario

C. Hospital privado

D. Hospital universitario

76. Para un hospital de 200 camas, ¿cuántos farmacéuticos hacen falta?

A. 8

B. 10

C. 15

D. 5

77. Empareja lo siguiente

1. Compra a. Acto de ejercer, dirigir, orientar o conservar el poder sobre

2. Inventario b. Acto de obtener un artículo mediante pagos en dinero

3. Control c. Lista detallada de bienes con su valor estimado

A. 1-a, 2-b, 3-c

B. 1-b, 2-c, 3-a

C. 1-c, 2-b, 3-a

D. 1-b, 2-a, 3-c

78. Según la BPC de la ICH, ¿cómo debe estar cualificado el investigador?

A. Formación y experiencia

B. Educación, formación y experiencia

C. Formación y experiencia

D. Educación y formación

79. ¿Cuál es el equivalente farmacéutico que produce los mismos efectos en los pacientes?

A. Equivalente terapéutico

B. Ventana terapéutica

C. Concentración mínima efectiva (MEC)

D. Concentración tóxica mínima (CTM)

80. ¿Cuál es el núcleo de la sesión de asesoramiento al paciente?

A. Preparación de la sesión

B. Apertura de la sesión

C. Contenido del asesoramiento

D. Clausura de la sesión

81. ¿Cuál no es un principio del control de inventarios?

A. Previsión de la demanda

B. Precisión

C. Flujo de almacén

D. Exceso de existencias

82. ¿Cómo cambia el recuento de hemoglobina en la anemia y la leucemia?

A. Aumentos por encima del rango normal

B. Permanece constante

C. Disminuye por encima del rango normal

D. Ninguna de las anteriores

83. ¿Qué deben hacer los pacientes ambulatorios?

A. Requerido para ingresar en planta para tratamiento

B. Requerido para ir a casa después de tomar el tratamiento en O.P.D.

C. Requerir tratamiento de urgencia

D. Ninguna de las anteriores

84. ¿Qué costes conllevan las existencias?

A. Precio de compra de las existencias

B. Costes de reaprovisionamiento

C. Costes de mantenimiento de existencias, costes de escasez

D. Todas las anteriores

85. ¿Cuál de los siguientes no es un objetivo de la elaboración del presupuesto?

A. Supervisar las actividades financieras del hospital

B. Análisis de la desviación

C. Elaboración de normas

D. Permitir gastos excesivos

86. ¿Qué incluye el Comité Farmacoterapéutico (CFT)?

A. 3 médicos, 1 farmacéutico, 1 personal de enfermería y el administrador del hospital

B. 2 médicos, 2 farmacéuticos, 1 personal de enfermería y el administrador del hospital

C. 2 médicos, 1 farmacéutico, 2 enfermeros y el administrador del hospital

D. 3 médicos, 2 farmacéuticos, 2 enfermeros y el administrador del hospital

87. ¿Cuál es la duración de los presupuestos a largo y corto plazo?

A. 2-5 años y 10 años

B. 5 años y 10 años

C. 5-10 años y 2 años

D. 2 años y 5 años

88. ¿Qué actividad no está incluida en la función de los farmacéuticos clínicos?

A. Asistir a las rondas

B. Estudio de la cinética de los fármacos

C. Participación en ensayos clínicos

D. Ninguno

89. ¿Qué afirmación no es cierta sobre los medicamentos de venta libre?

A. Los medicamentos sin receta

B. Son mínimamente eficaces y seguros en comparación con los medicamentos de venta

con receta, que son más potentes y a menudo peligrosos.

C. Son fáciles de conseguir

D. Ninguno

90. ¿Qué significa DIS?

A. Servicios de información sobre drogas

B. Servicios de aplicación de medicamentos

C. Síndromes con inclusión de fármacos

D. Servicios de incorporación de medicamentos

91. ¿Cuál es el método de combinación para la codificación de varios artículos de

medicamentos?

A. Combinación de método mnemotécnico y alfabético

B. Combinación de método mnemotécnico y numérico

C. Combinación del método numérico y del código de letras

D. Combinación de método numérico y alfabético

92. ¿Cuál es el periodo medio de estudio de los ensayos clínicos de fase II?

A. Hasta cuatro años

B. Hasta pocos meses

C. Hasta dos años

D. Hasta varios años

93. ¿Qué papel desempeña la seguridad de los medicamentos en los hospitales?

A. PTC

B. GMP

C. ADR

D. PNT

94. ¿Cuáles son las directrices para lograr la seguridad de los medicamentos?

A. Dispensación del medicamento

B. Se dispondrá de instalaciones adecuadas para el almacenamiento y la manipulación de medicamentos en la farmacia.

C. Todas las anteriores

D. Ninguna de las anteriores

95. Si usted es farmacéutico, ¿cuál de los siguientes no considerará un objetivo de la preparación del presupuesto?

A. Supervisar las actividades financieras del hospital

B. Análisis de la desviación

C. Elaboración de normas

D. Permitir gastos excesivos

96. ¿Cuál es el objetivo de la farmacia hospitalaria?

A. Enseñar al farmacéutico de hospital la ética de la Farmacia Hospitalaria

B. Garantizar la disponibilidad de la medicación adecuada a un coste razonable

C. Atraer a un mayor número de farmacéuticos cualificados al hospital

D. Todas las anteriores

97. ¿Qué responsabilidad tiene el farmacéutico clínico en el área de atención directa al paciente?

A. Supervisión de las técnicas de administración de medicamentos.

B. Proporcionar información sobre medicamentos a médicos y enfermeras.

C. Identificar los medicamentos introducidos en el hospital por los pacientes.

D. Revisar periódicamente los formularios de administración de fármacos de cada paciente para asegurarse de que se han administrado todas las dosis.

98. ¿Qué responsabilidad tiene el farmacéutico comunitario en el ámbito de la dispensación?

A. Revisa todas las dosis olvidadas, reprograma las dosis según sea necesario y firma todos los avisos de medicamentos no administrados.

B. Supervisión de la administración de medicamentos.

C. Garantiza el cumplimiento de las políticas y procedimientos establecidos.

D. Revisar periódicamente los formularios de administración de fármacos de cada paciente para asegurarse de que se han administrado todas las dosis.

99. La farmacia de guardia está controlada por...

A. Farmacia satélite

B. Oficial médico

C. Enfermeras

D. Farmacéutico

100. ¿Cuál de las siguientes reacciones se denomina reacción adversa aumentada a un medicamento?

A. Efectos determinados genéticamente.

B. Idiosincrasia.

C. Efecto rebote tras la interrupción

D. Reacciones alérgicas y anafilaxia.

101. ¿Qué define a un hospital de primaria?

A. Menos de 100 camas

B. Más de 100 camas

C. Menos de 50 camas

D. Más de 500 camas

102. En un hospital pequeño, ¿cuál es el número mínimo de farmacéuticos necesarios?

A. 4 B. 3 C. 5 D. 6

A. 4

103. Para abrir una farmacia al por menor, ¿cuál es la superficie mínima requerida de metros cuadrados, y para una farmacia al por mayor, cuál es la superficie mínima requerida de metros cuadrados? A. 150 y 200 B. 100 y 150 C. 200 y 250 D. Ninguno de estos

A. 150 y 200

104. ¿Cuáles son los distintos métodos empleados para las codificaciones? A. Método de orden alfabético B. Método mnemotécnico C. Método numérico D. Ninguno de ellos

C. Método numérico

105. ¿Qué fármaco está contraindicado en el embarazo?

A. Tetraciclina

B. Eritromicina

C. Cloroquina

D. Ampicilina

106. ¿Para qué sirve la prueba diagnóstica HBA1c (hemoglobina glucosilada)?

A. Hemoglobina

B. Diabetes mellitus

C. Ictericia

D. Malaria

107. Todos los siguientes son marcadores cardíacos excepto:

A. Ckmb

B. Troponina

C. Mioglobina

D. Bilirrubina

108. ¿Qué lipoproteína tiene la mayor concentración de colesterol?

A. VLDL

B. HDL

C. LDL

D. IDL

109. ¿Para qué sirve la PTC?

A. Asesoramiento

B. Educación

C. Tanto A como B

D. Sólo A

110. ¿Dónde se encuentra una farmacia satélite?

A. Cada planta

B. Para dos plantas, una farmacia

C. Sólo uno en un hospital

D. Depende del tipo de hospital

111. ¿Cómo se llama a los pacientes que ocupan un espacio en el hospital?

A. Pacientes operados

B. Pacientes ambulatorios

C. Pacientes hospitalizados

D. Ambulatorio

112. ¿Cuál de los siguientes no es un inventario?

A. Materia prima

B. Máquina

C. Productos acabados

D. Bienes de progreso

113. ¿Cómo se denomina el periodo de tiempo que transcurre entre la realización de un pedido y su recepción en stock?

A. Plazo de entrega

B. Tiempo de transporte

C. Tiempo de escasez

D. Con el tiempo

114. ¿Cuáles son los costes asociados al inventario?

A. Precio de compra de las existencias

B. Costes de reaprovisionamiento

C. Costes de mantenimiento de existencias, costes de escasez

D. Todas las anteriores

115. ¿Qué representa "existencias reguladoras" en el nivel de existencias?

A. En el que debe iniciarse el proceso de pedido

B. La mitad de las existencias reales

C. Nivel mínimo de existencias por debajo del cual no deben descender las existencias reales

D. Stock máximo en existencias

116. El control de inventarios es una parte importante de ¿qué gestión?

A. Trabajo

B. Material

C. Gastos

D. Ninguna de las anteriores

117. En el análisis ABC, ¿qué incluye la categoría "A"?

A. Peso

B. Valor

C. Densidad

D. Popularidad

118. La TDM es muy esencial para aquellos fármacos con ¿qué tipo de índice terapéutico?

A. Amplio índice terapéutico

B. Gran índice terapéutico

C. Índice terapéutico estrecho

D. Índice terapéutico pequeño

119. ¿Qué pretende proporcionar la farmacia clínica, optimizando el uso de los medicamentos y promoviendo la salud, el bienestar y la prevención de enfermedades?

A. Atención directa al paciente

B. Atención indirecta al paciente

C. Atención médica

D. Cuidado del producto

120. ¿Qué significa F,S,N en la distribución de la farmacia?

A. Movimiento rápido, manipulación lenta, no manipulación

B. Primera mudanza, Segunda mudanza, No mudanza

C. Almacenamiento rápido, almacenamiento lento, no almacenamiento

D. Movimiento rápido, Movimiento lento, Sin movimiento

121. ¿Qué no es un principio del control de inventarios?

A. Previsión de la demanda

B. Precisión

C. Flujo de almacén

D. Exceso de existencias

122. ¿Cómo cambia el recuento de hemoglobina en la anemia y la leucemia?

A. Aumentos por encima del rango normal

B. Permanece constante

C. Disminuye por encima del rango normal

D. Ninguna de las anteriores

123. ¿Qué significa análisis VED?

A. Muy, esencial, trato

B. Vital, esencial, deseable

C. Muy, esencial, deseable

D. Vital, esencial, trato

124. ¿Qué significa IRB?

A. Junta de revisión institucional

B. Oficina internacional de examen

C. Junta de revisión india

D. Organismo indio de reconocimiento

125. ¿Qué significa EOQ?

A. Lo esencial de la calidad

B. Cantidad económica de pedido

C. Calidad del pedido de alistamiento

D. Calidad de los pedidos de equipos

126. ¿Cuáles son los tres niveles de control críticos en el control de inventarios?

A. Nivel de pedido, nivel mínimo y nivel máximo

B. Nivel de pedido, Stock de seguridad e Inventario medio

C. Existencias reguladoras, nivel mínimo y nivel máximo

D. Ninguna de las anteriores

127. ¿Cómo se denomina el aumento del número de glóbulos rojos en la orina?

A. Poliuria

B. Oliguria

C. Hematuria

D. Pyuria

128. ¿Qué es el método numérico?

A. Método del sistema de codificación

B. Método del sistema secuencial

C. Sistema de bloques

D. Sistema decimal

129. ¿En qué consiste el proceso de asignar un número o símbolo de código a un material concreto para facilitar su identificación?

A. Descodificación

B. Stocking

C. Comunicar

D. Codificar

130. ¿Qué tipo de fuente es cuando la información es presentada por los autores sin ninguna evaluación por una segunda parte?

A. Secundaria

B. Primaria

C. Terciario

D. Otros

131. ¿Por qué se creó el Centro de Toxicología?

A. Proporcionar un acceso rápido a información valiosa para evaluar y tratar las intoxicaciones.

B. No ayudar en la prevención de intoxicaciones.

C. No gestionar los casos de envenenamiento

D. Ninguna de las anteriores

132. ¿Qué cualidad posee un buen consejero en el asesoramiento de pacientes?

A. Sé un buen oyente.

B. Sea flexible

C. Ser empático

D. Todas las anteriores

133. ¿Cuál es el beneficio del asesoramiento al paciente?

A. Al servicio de los pacientes y de su bienestar

B. Mejora el cumplimiento del paciente

C. Formación de una relación de confianza con los pacientes

D. Todas las anteriores

134. ¿Qué programa de enseñanza interna participa en la formación de los estudiantes del hospital?

A. Estudiantes de enfermería

B. Cardiólogos

C. Médicos

D. Administradores

135. ¿Qué es un lugar donde se proporciona a los pacientes ambulatorios tratamiento médico, revisión o consejos para su salud?

A. Residencia de ancianos

B. Médico a domicilio

C. Clínica

D. Hospital

136. De acuerdo con la normativa que regula las sustancias controladas, ¿qué profesionales sanitarios, en posesión de cualificaciones y credenciales específicas, están facultados para prescribir estupefacientes dentro del marco legal establecido?

a. Matronas

b. Quiroprácticos

c. Osteópatas

d. Farmacéuticos

137. En una situación en la que un farmacéutico, que tiene objeciones de conciencia a la anticoncepción de urgencia, se encuentra como único responsable durante un turno en el que una paciente busca levonorgestrel (Plan B®), ¿cuál sería la actuación más adecuada y éticamente responsable para el farmacéutico, teniendo en cuenta tanto sus creencias personales como su responsabilidad profesional con la paciente?

a. Recomendar una evaluación médica en una clínica sin cita previa antes de suministrar la medicación.

b. Dar prioridad a las necesidades del paciente, suministrando la medicación "una vez, pero no otra".

c. Dar prioridad a las necesidades del paciente, suministrar la medicación y dejar de lado las objeciones morales personales.

d. Informar al paciente de la imposibilidad de suministrarle el medicamento y dirigirle a otra farmacia.

138. Un fabricante farmacéutico ofrece un pago a una farmacia por acoger un expositor informativo sobre la tos y el resfriado. ¿Qué estrategia reduciría de forma óptima el conflicto de intereses?

a. Exponer únicamente los productos del fabricante basados en pruebas.

b. Asegurarse de que el personal de la sesión se abstenga de recomendar productos específicos.

c. Evitar recibir cualquier beneficio económico por organizar la sesión sobre productos para la tos y el resfriado.

d. Que el empleado farmacéutico que supervise la sesión sea voluntario sin remuneración.

139. Según la legislación federal, ¿qué medicamento requiere destrucción presenciada en una farmacia? De acuerdo con la legislación federal sobre qué medicamento ha sido destruido en una farmacia para cumplir con las regulaciones y procedimientos.

a. Ketamina - un potente anestésico, que generalmente se emplea tanto por razones médicas como veterinarias, debe gestionarse correctamente en su eliminación, siendo necesaria una gran vigilancia en materia de seguridad debido a su cumplimiento normativo.

b. Duloxetina - Un medicamento que se administra principalmente para tratar la depresión y la ansiedad, debe ser colocado y vigilado por un testigo durante su eliminación para cumplir con la normativa y evitar que la gente lo toque.

c. Galantamina - un fármaco utilizado habitualmente para tratar la enfermedad de Alzheimer requiere una destrucción presenciada en la farmacia para garantizar que se siguen unas normas estrictas y que no se abusa del medicamento ni se utiliza contra nadie indebidamente.

d. Toremene - Es un medicamento que sirve para algunos trastornos neuromédicos. Las leyes federales establecen cómo debe destruirse cuidadosamente para evitar que caiga en manos equivocadas. Por lo tanto, siempre debe haber testigos presentes durante la eliminación porque es por eso que tales medicamentos son controlados.

140.   ¿Cómo debe documentar el farmacéutico este encuentro después de que KP proporcione una nueva receta para el fármaco X e identifique una posible interacción?

Una vez consultado el prescriptor, se determinan las medidas de seguimiento apropiadas.

a. No se necesita documentación si no se han realizado cambios en la receta y el farmacéutico considera apropiado dispensar el medicamento.

b. Debe evitarse la documentación para evitar que aumente la responsabilidad del prescriptor si se produce un acontecimiento adverso.

c. La documentación debe hacerse en el perfil de farmacia del paciente, y el paciente debe

recibir una copia de la nota para reducir la responsabilidad del farmacéutico.

d. Es imprescindible una documentación exhaustiva en el perfil farmacéutico del paciente,

que incluya una relación detallada del plan de seguimiento para un sistema de registro

exhaustivo y organizado que ayude en la atención al paciente y el cumplimiento de la

normativa.

141. Según la legislación federal, ¿cuál es la designación de reposición legalmente

correcta que debe especificarse en una receta escrita de dexanfetamina?

a. Repetir dos veces

b. Repetir mensualmente

c. Repetir dos veces según sea necesario

d. Repetir dos veces a intervalos de 14 días

142. De acuerdo con el Reglamento sobre Benzodiacepinas y Otras Sustancias Específicas,

¿cuál es el plazo de caducidad para renovar una receta de lorazepam?

a. Seis meses a partir de la fecha de expedición de la receta

b. Seis meses a partir de la fecha de dispensación original

c. Un año a partir de la fecha de expedición de la receta

d. Un año a partir de la fecha original de dispensación

143.   ¿Qué sustancia farmacéutica está sujeta a regulación federal en virtud del

Reglamento de Control de Precursores de la Ley de Drogas y Sustancias Controladas,

reconocida como precursor químico integrante de la producción de drogas ilícitas?

a. Dextrometorfano

b. Dimenhidrinato

c. Diazepam

d. Pseudoefedrina

144.   En relación con un medicamento sometido a procesos de investigación y

desarrollo en Canadá, ¿qué afirmación refleja con exactitud la situación?

a. La solicitud de protección mediante patente se concede por un período máximo de tres

años.

b. Debe presentarse una solicitud de nuevo medicamento para iniciar los ensayos clínicos.

c. Los ensayos clínicos constan de tres fases que evalúan la seguridad y la eficacia en

animales.

d. Health Canada, en virtud de la Ley y los Reglamentos sobre Alimentos y Medicamentos,

notifica el cumplimiento.

145.   ¿Cuál es la organización nacional voluntaria dedicada a la defensa de los

farmacéuticos y la atención al paciente en Canadá?

a. Asociación Canadiense de Farmacéuticos

b. Instituto Canadiense para la Seguridad del Paciente

c. Instituto de Prácticas Seguras de Medicación

d. Asociación Nacional de Autoridades Reguladoras de Farmacia

146. Según Health Canada, ¿qué información exhaustiva debe documentar un farmacéutico cuando administra una vacuna?

a. Fecha de nacimiento

b. Lista de otros medicamentos

c. Efectos adversos post-inmunización

d. Alergias a medicamentos

147. En el ámbito de las consideraciones éticas dentro de la profesión farmacéutica, ¿qué escenario presenta el conflicto de intereses más importante para un farmacéutico?

a. Aceptar productos/dispositivos de formación gratuitos de un representante farmacéutico.

b. Compartir los beneficios de las recetas con los médicos que recomiendan la farmacia a sus pacientes

c. Devolución de productos caducados al fabricante a cambio de nuevas existencias

d. Asistir a una sesión educativa en la que un fabricante farmacéutico ofrezca un refrigerio.

148. En el caso de RY, un varón de 85 años que vive de forma independiente, que busca orientación sobre la dosis de su diurético, que se parece mucho a otro comprimido, una vez que el farmacéutico le ha ayudado con su consulta, ¿qué medidas posteriores debe tomar para garantizar el bienestar y la seguridad del paciente?

a. Llame al médico de cabecera de RY para sugerirle que cambie el diurético por otro diferente.

b. Sugerir que se cambien las etiquetas de los envases de las recetas de RY a un tipo de letra más grande para facilitar la lectura.

c. Recomendar a la farmacia que utilice un dosificador en blíster para dispensar los medicamentos de RY.

d. Sugerir a RY que anote la respuesta a su pregunta para evitar futuras llamadas telefónicas.

149. En la situación de JQ, un varón de 67 años con diabetes tipo 2 controlada eficazmente, que registra una glucemia notablemente baja de 2,8 mmol/L, y es observado en estado de confusión por su esposa, ¿qué instrucciones específicas se deben dar a la esposa de JQ para garantizar una respuesta adecuada y salvaguardar el bienestar del paciente?

a. Lleve a JQ inmediatamente al Servicio de Urgencias más cercano.

b. Haga que JQ coma una comida rica en carbohidratos y vuelva a hacer la prueba en una hora.

c. Dar a JQ un suplemento de glucosa de 15-20 gramos y volver a hacer la prueba en 15 minutos.

d. Vuelva a medir el nivel de glucosa en sangre de JQ dentro de una hora y llame si sigue siendo bajo.

150. En el caso de RF, una mujer de 80 años que desarrolla diarrea asociada a Clostridioides difficile (DACD) tras el tratamiento con ciprofloxacino por una infección urinaria, lo que le provoca síntomas graves, ¿cuál sería la opción terapéutica más adecuada para su estado?

a. Fidaxomicina oral

b. Metronidazol oral más vancomicina intravenosa

c. Colestiramina oral

d. Vancomicina oral más metronidazol intravenoso

151. En el caso de CC, una mujer de 72 años, que expresa su preocupación al farmacéutico por un malestar estomacal reciente mientras toma medicamentos que incluyen levotiroxina 100 mcg PO al día (durante 30 años), paracetamol 500 mg po qid (durante 5 meses), atorvastatina 40 mg PO al acostarse (durante 4 años), ibuprofeno 400 mg po tid prn para el dolor articular (durante 2 meses) y zopiclona 3.75 mg po a la hora de acostarse prn (durante 3 meses), ¿cuál de los siguientes problemas de tratamiento farmacológico es más probable que contribuya a los síntomas recientes de CC?

a. Dosis demasiado alta de atorvastatina

b. Dosis demasiado alta de zopiclona

c. Uso de ibuprofeno sin gastroprotección

d. Interacción entre atorvastatina y zopiclona

152. En el caso de AM, que ha estado utilizando bupropion XL 300 mg PO al día para el tratamiento de la depresión sin experimentar mejoría en el transcurso de cuatro meses, y ahora el médico le aconseja que cambie a citalopram 20 mg po al día, ¿cuál es el enfoque recomendado para cambiar el tratamiento antidepresivo?

a. Suspenda el bupropión y comience con citalopram 20 mg diarios al día siguiente.

b. Deje de tomar bupropión y espere siete días antes de empezar a tomar citalopram 20 mg al día.

c. Disminuir el bupropión durante siete días y luego comenzar con citalopram 20 mg diarios.

d. Comenzar con citalopram 20 mg diarios y luego disminuir la dosis de bupropión durante siete días.

153. Al dispensar una receta de sumatriptán 100 mg comprimidos a un paciente para el tratamiento de las migrañas, ¿qué información pertinente debe transmitir el farmacéutico al paciente?

a. Si el sumatriptán no alivia la cefalea en cuatro horas, puede utilizarse ergotamina.

b. Si no se consigue alivio en dos horas, debe tomarse una dosis de 200 mg.

c. Si el dolor de cabeza reaparece, puede repetirse una dosis de 100 mg dos horas después de la primera dosis.

d. La dosis máxima de 100 mg de sumatriptán en un período de 24 horas es de seis comprimidos.

154. En la situación en la que JG, que está recibiendo quimioterapia, se ha saltado inadvertidamente su dosis matinal de metoclopramida 10 mg PO q6h y pide consejo al farmacéutico, ¿qué consejo debería darle el farmacéutico para solucionar la dosis olvidada?

a. Tome la dosis olvidada inmediatamente cuando llegue a casa y continúe según lo previsto.

b. Tome dos dosis al mediodía para compensar la dosis olvidada.

c. Sáltese la dosis olvidada y tome la siguiente dosis programada a la hora de comer.

d. Espaciar cuatro dosis en las horas restantes entre que JG llega a casa y su hora de acostarse.

155.   En el caso de EK, una mujer de 25 años que busca Plan B® como anticonceptivo de emergencia, ¿qué información de asesoramiento debe ofrecer el farmacéutico para garantizar una orientación completa e informada?

a. Tomar un comprimido al día durante tres días consecutivos.

b. Realice una prueba de embarazo cinco días después de terminar el Plan B®.

c. Confíe en Plan B® para protegerse hasta el siguiente ciclo menstrual.

d. Espere manchar unos días después de tomar Plan B®.

156.   Tras una entrevista con un paciente en una clínica de asma, ¿qué conclusiones específicas deben documentarse en la sección "plan" de las notas del formato SOAP?

a. Síntomas nocturnos

b. Resultados de las pruebas pulmonares

c. Disnea de esfuerzo

d. Revisión de la técnica de inhalación en la siguiente visita

157.   En el contexto de la evaluación del control del asma en un paciente pediátrico, ¿qué factores multifacéticos deben tenerse en cuenta para determinar un control deficiente? En concreto, ¿cómo contribuyen colectivamente la frecuencia y gravedad de los síntomas, el impacto en las actividades diarias, la presencia de síntomas nocturnos, la dependencia de medicación de rescate y los antecedentes de exacerbaciones a la evaluación de un control subóptimo del asma en niños?

a. Número de resfriados al año

b. Necesidad de utilizar un dispositivo espaciador con los inhaladores

c. Despertar por la noche con síntomas de asma .

d. Tener un bote de salbutamol en casa y otro en el colegio.

158. ¿Cuál es el agente patógeno primario frecuentemente asociado a la rinosinusitis bacteriana aguda?

a. E. coli

b. S. aureus

c. S. pneumoniae

d. N. meningitidis

159. En el caso de DC, una mujer de 57 años a la que se le ha recetado celecoxib 100 mg po bid para la osteoartritis, y que actualmente sólo toma paracetamol, al tiempo que se permite tomar vino con la cena, ¿cuál sería la valoración del farmacéutico sobre el nuevo tratamiento recetado a DC?

a. Interrumpir el uso de paracetamol con celecoxib.

b. Interrumpir el consumo de vino con el uso de celecoxib.

c. Requerir citoprotección concurrente con el uso de celecoxib.

d. No tener problemas actuales de farmacoterapia.

160. En el caso de BG, varón de 45 años diagnosticado de diabetes tipo 1, que emplea insulina premezclada y nota valores fluctuantes de glucemia, ¿cuál sería el ajuste inicial más adecuado para optimizar la pauta de insulina de BG?

a. Disminuir la dosis de insulina de la cena.

b. Aumentar la dosis de insulina de la cena.

c. Disminuir la dosis de insulina a la hora del desayuno.

d. Aumentar la dosis de insulina a la hora del desayuno.

161. En el contexto de un paciente sometido a quimioterapia con cisplatino, ¿qué representa un efecto adverso significativo que debe vigilarse estrechamente?

a. Ototoxicidad

b. Hepatotoxicidad

c. Fotosensibilidad

d. Fibrosis pulmonar

162. Dado que la ciclosporina inhibe la isoenzima 3A4 del citocromo P450, ¿qué medicamento es susceptible de experimentar concentraciones séricas elevadas cuando se administra simultáneamente con ciclosporina?

a. Amoxicilina

b. Atorvastatina

c. Metoprolol

d. Levotiroxina

163. En el caso de FR, una mujer de 70 años que experimenta síntomas de náuseas, diarrea y mareos tras iniciar el tratamiento con amiodarona, ¿cuál sería la recomendación más adecuada para el tratamiento y alivio de estos síntomas?

a. Tome loperamida y dimenhidrinato para aliviar los síntomas.

b. Aumentar los líquidos y el reposo en cama hasta que desaparezcan los síntomas.

c. Póngase en contacto con el médico para suspender la amiodarona hasta que desaparezcan los síntomas.

d. Póngase en contacto con el médico para que le sugiera una prueba de nivel de digoxina.

164. En el caso de FD, un varón de 58 años con hipertensión que consulta sobre el uso de zumo de arándanos para síntomas como micción frecuente, ¿qué posible enfermedad subyacente podrían sugerir estos síntomas y justificar la derivación a un médico para una evaluación adicional?

a. Infección urinaria

b. Hiperplasia de próstata

c. Diabetes mellitus

d. Complicaciones renales de la hipertensión

165. En el caso de DS, un varón de 27 años que experimenta síntomas de calambres abdominales, fiebre y heces blandas tras tomar clindamicina para un absceso dental, ¿qué recomendaciones debe proporcionar el farmacéutico para tratar y gestionar estos efectos adversos?

a. Se trata de efectos secundarios transitorios y esperados de la clindamicina; trate los síntomas y continúe con la medicación.

b. Puede haber una interacción entre la clindamicina y el losartán; se justifica una llamada del farmacéutico al dentista.

c. Estos síntomas pueden indicar colitis pseudomembranosa relacionada con la clindamicina; busque atención médica inmediata.

d. Los síntomas probablemente no estén relacionados con la medicación del SD; trátelos como síntomas de gripe y haga un seguimiento si no hay mejoría.

166. Tras la detección de niveles elevados de cortisol libre en la orina de un paciente, ¿cuál es la prueba de confirmación para establecer el diagnóstico de síndrome de Cushing?

a. Budesonida

b. Acetónido de triamcinolona

c. Prednisolona

d. Dexametasona

Gestión de farmacias

167. En el caso de pacientes con antecedentes de úlceras gástricas que requieren aspirina diaria (AAS) para la profilaxis del ictus, ¿cuál es la estrategia de tratamiento más eficaz y adecuada para abordar tanto la necesidad de prevención del ictus como el riesgo potencial de úlceras gástricas?

a. Uso concomitante de un antagonista H2

b. Utilización de un producto con recubrimiento entérico

c. Reducción de la dosis de AAS a días alternos

d. Detección y erradicación de H. pylori

168. Según la Ley de Farmacia de Canadá, ¿qué organismo regulador está facultado para expedir, renovar o restablecer la licencia de farmacéutico?

a. Asociación Canadiense de Farmacéuticos

b. Asociación Nacional de Autoridades Reguladoras de Farmacia

c. Autoridad reguladora provincial

d. Ministerio de Sanidad de Canadá

169. En el contexto de la ética farmacéutica, ¿cuál es la principal responsabilidad de un farmacéutico?

a. Maximizar los beneficios de la farmacia

b. Garantizar la confidencialidad del paciente

c. Promover el bienestar del paciente

d. Abogar por las empresas farmacéuticas

170. Según la Ley de Drogas y Sustancias Controladas, ¿en qué lista se incluyen narcóticos como la morfina y la oxicodona?

a. Anexo I

b. Anexo II

c. Anexo III

d. Anexo IV

171. ¿Para qué sirve el número de información sobre medicamentos (DIN) en Canadá?

a. Identificación del fabricante del medicamento

b. Identificar y catalogar de forma exclusiva los medicamentos autorizados para su venta en Canadá

c. Proporcionar información sobre las interacciones de los medicamentos

d. Clasificación de los medicamentos por categorías terapéuticas

172. Según la Ley de Alimentos y Medicamentos, ¿qué categoría de medicamentos requiere receta médica para su venta al público?

a. Medicamentos de venta libre (OTC)

b. Sustancias controladas

c. Medicamentos con receta

d. Productos naturales para la salud

173. Según el Reglamento sobre las benzodiacepinas y otras sustancias específicas, ¿cuál es la duración máxima permitida para la prescripción de benzodiacepinas?

a. Un mes

b. Tres meses

c. Seis meses

d. Un año

174. En el contexto de la práctica profesional, ¿cuál es el papel de un Director de Farmacia en un entorno farmacéutico?

a. Sólo dispensación de medicamentos

b. Garantizar el cumplimiento de las leyes y reglamentos, supervisar al personal y gestionar el flujo de trabajo.

c. Comercialización de productos farmacéuticos

d. Proporcionar consultas clínicas a los pacientes

175. Según la Asociación Nacional de Autoridades de Reglamentación Farmacéutica (NAPRA), ¿cuál es la finalidad de las Normas modelo para la preparación farmacéutica de preparados no estériles?

a. Garantizar la rentabilidad de los servicios de composición

b. Establecimiento de normas mínimas para la preparación de preparados no estériles

c. Limitación del acceso a medicamentos compuestos

d. Fomento de la colaboración con los fabricantes de productos farmacéuticos

176. ¿Qué información se exige en una receta en Canadá para garantizar su validez?

a. Número de teléfono del paciente

b. Firma y número de licencia del prescriptor

c. Sello del director de la farmacia

d. Información del fabricante del medicamento

177. Según el Reglamento sobre Alimentos y Medicamentos, ¿cuál es la finalidad principal del Número de Identificación del Medicamento (DIN) en la etiqueta de un medicamento?

a. Indicación de la fecha de caducidad

b. Identificación del medicamento y de su fabricante

c. Proporcionar información sobre los posibles efectos secundarios

d. Clasificación del medicamento en función de las categorías terapéuticas

178. En el contexto de la gestión de farmacias, ¿a qué se refiere el término "rotación de inventario"?

a. El número de veces que se venden o utilizan las existencias de la farmacia en un período determinado.

b. El proceso de recuento de existencias

c. El ritmo al que se piden nuevas existencias

d. El valor total de las existencias de la farmacia

179. Según la normativa de Health Canada, ¿cuál es la edad mínima exigida para la venta sin receta de paracetamol en Canadá?

a. 12 años

b. 16 años

c. 18 años

d. 21 años

180. ¿Cuál de las siguientes entidades se encarga de acreditar los programas de formación de técnicos farmacéuticos en Canadá?

a. Asociación Canadiense de Farmacéuticos

b. Consejo Canadiense de Acreditación de Programas de Farmacia (CCAPP)

c. Asociación Nacional de Autoridades Reguladoras de Farmacia

d. Ministerio de Sanidad de Canadá

181. ¿Cuál es el objetivo principal del Colegio de Farmacéuticos en una provincia canadiense?

a. Comercialización de productos farmacéuticos

b. Garantizar la rentabilidad de las farmacias

c. Proteger al público y garantizar la competencia de los farmacéuticos

d. Abogar por las empresas farmacéuticas

182. Según la Food and Drug Regulations, ¿cuál es la definición de "nuevo medicamento" en Canadá?

a. Cualquier medicamento fabricado en el último año

b. Un medicamento que no se haya vendido previamente en Canadá

c. Un medicamento que contenga un ingrediente medicinal no aprobado previamente en Canadá

d. Un medicamento con una marca única

183. En el contexto de la gestión farmacéutica, ¿a qué se refiere el término "formulario"?

a. Una lista de medicamentos aprobados para su uso dentro de un sistema sanitario u organización de asistencia gestionada

b. La disposición física de la farmacia

c. El proceso de fabricación de medicamentos

d. Material de marketing para productos farmacéuticos

184. Según el Reglamento de control de estupefacientes, ¿qué clase de personas pueden poseer y administrar estupefacientes en el ejercicio de su profesión?

a. Sólo farmacéuticos

b. Sólo médicos

c. Enfermeros, matronas y veterinarios

d. Sólo dentistas

185. ¿Cuál es el objetivo principal de la Asociación Nacional de Autoridades de Reglamentación Farmacéutica (NAPRA) de Canadá?

a. Garantizar la rentabilidad de las farmacias

b. Armonización de la normativa farmacéutica en todas las provincias y territorios

c. Comercialización de productos farmacéuticos

d. Proporcionar consultas clínicas a los pacientes

186. Según la Ley de Protección de Datos Personales y Documentos Electrónicos (PIPEDA), ¿cuál es la responsabilidad del farmacéutico en relación con los historiales de los pacientes?

a. Compartir historiales de pacientes con empresas farmacéuticas con fines comerciales

b. Proteger la confidencialidad de los historiales de los pacientes y obtener el consentimiento de éstos para su divulgación

c. Facilitar historiales de pacientes a las fuerzas de seguridad sin el consentimiento del paciente

d. Utilizar los historiales de los pacientes para las iniciativas de marketing de las farmacias

187. ¿Cuál de las siguientes situaciones representa un conflicto de intereses para un farmacéutico?

a. Aceptar una taza de café con el logotipo de una empresa farmacéutica

b. Aceptar pagos o regalos que puedan influir en el juicio profesional

c. Asistir a un acto educativo patrocinado por una empresa farmacéutica

d. Colaborar con los representantes farmacéuticos en la elaboración de material educativo para los pacientes

188. ¿A quién se aplica el Código Ético, según la información facilitada?

a. El Código Deontológico sólo es aplicable a los farmacéuticos colegiados.

b. El Código Deontológico se aplica únicamente a los estudiantes de farmacia y a los estudiantes en prácticas.

c. El Código Deontológico se aplica a todos los inscritos en el Colegio, incluidos los farmacéuticos colegiados, los estudiantes de farmacia, los internos y los técnicos de farmacia.

d. El Código Deontológico se limita a los entornos de práctica tradicionales que implican una relación profesional sanitaria/paciente.

189. ¿Qué principio ético hace hincapié en el compromiso de los profesionales sanitarios de servir y proteger los mejores intereses de los pacientes, centrándose en la creencia de que los pacientes buscan atención con la expectativa de que los profesionales apliquen sus conocimientos y habilidades para mejorar su bienestar?

a. Beneficencia (beneficiar)

b. No maleficencia (no hacer daño y evitar que se produzca)

c. Respeto a las personas/Justicia

d. Responsabilidad (Fidelidad)

190. ¿En qué se centra el principio ético de "Beneficencia" tal y como se recoge en el Código Deontológico del Colegio de Farmacéuticos de Ontario?

a. Compromiso de los solicitantes de registro con la protección de los pacientes frente a daños

b. La obligación de los solicitantes de registro de servir y beneficiar activa y positivamente al paciente y a la sociedad.

c. Respeto de los registrantes por la autonomía y dignidad de los pacientes

d. Obligación de los registrantes de mantener la confianza pública

191. ¿En qué se centra principalmente el Principio de No Maleficencia del Código Deontológico del Colegio de Farmacéuticos de Ontario?

a. Obligación de los solicitantes de registro de proteger a los pacientes y a la sociedad frente a los daños

b. El compromiso de los solicitantes de registro de servir a los intereses de los pacientes

c. Respeto de los registrantes por la autonomía y dignidad de los pacientes

d. Deber fiduciario de los registrantes de mantener la confianza pública

192. Según el Código Deontológico, ¿qué exige el principio de no maleficencia en relación con la revelación de errores médicos y "cuasi accidentes"?

a. Los registrantes deben ocultar los errores médicos para proteger su reputación profesional.

b. Los solicitantes de registro deben revelar los errores médicos y los "cuasi errores" y compartir la información adecuadamente.

c. Los solicitantes de registro deben notificar los errores médicos sólo si provocan un daño importante al paciente.

d. Los solicitantes de registro no son responsables de revelar errores médicos.

193. ¿Cuál es el énfasis del Principio de Respeto a las Personas/Justicia en el Código Deontológico del Colegio de Farmacéuticos de Ontario?

a. Compromiso de los solicitantes de registro de servir a los intereses de los pacientes

b. Deber fiduciario de los registrantes de mantener la confianza pública

c. La doble obligación de los registrantes de respetar el valor intrínseco y la dignidad de cada paciente y de tratar a todos los pacientes de forma justa y equitativa.

d. Obligación de los solicitantes de registro de proteger a los pacientes y a la sociedad frente a los daños

194. ¿En qué se centra principalmente el Principio de Responsabilidad (Fidelidad) en el contexto del Código Deontológico del Colegio de Farmacéuticos de Ontario?

a. Compromiso de los solicitantes de registro con la protección de los pacientes frente a daños

b. El deber fiduciario de los registrantes de ser custodios responsables y fieles de la confianza pública

c. Respeto de los registrantes por la autonomía y dignidad de los pacientes

d. Obligación de los registrantes de servir y beneficiar activa y positivamente al paciente y a la sociedad.

195. ¿Qué norma del Principio de Responsabilidad (Fidelidad) hace hincapié en la responsabilidad de los solicitantes de registro de realizar esfuerzos razonables para garantizar la continuidad de la atención al paciente?

a. 4.2 Los solicitantes de registro se comportan con integridad personal y profesional.

b. 4.10 Los solicitantes de registro denuncian la incompetencia profesional o el comportamiento poco ético.

c. 4.15 Los solicitantes de registro asumen la responsabilidad de realizar esfuerzos razonables para garantizar la continuidad de la atención al paciente.

d. 4.18 Las entidades registradas toman decisiones justas sobre la asignación de recursos.

196. Según el Código Deontológico, ¿cuál es el papel de los inscritos en situaciones en las que existen desequilibrios de poder en las relaciones profesionales de trabajo?

a. Los solicitantes de registro no explotan estas relaciones para beneficio personal, físico, emocional, financiero, social o sexual.

b. Los registrantes tratan activamente de explotar los desequilibrios de poder en beneficio propio.

c. Los solicitantes de registro fomentan los desequilibrios de poder para mantener la autoridad profesional.

d. Los inscritos no son responsables de abordar los desequilibrios de poder.

197. ¿Qué exige el Principio de Responsabilidad (Fidelidad) en relación con la participación de los inscritos en programas de educación pública?

a. Los inscritos no están obligados a participar en programas de educación pública.

b. Los inscritos participan de forma adecuada y viable en programas de educación pública que promueven la salud y el bienestar y la prevención de enfermedades.

c. Los inscritos deben participar en programas de educación pública, independientemente de su relevancia.

d. Los inscritos sólo pueden participar en programas de educación pública relacionados con la práctica farmacéutica.

198. ¿Cuál es el objetivo principal de la gestión financiera en una farmacia?

a. Maximizar la satisfacción del paciente

b. Maximizar los beneficios de la farmacia

c. Minimizar los costes de medicación

d. Minimizar los salarios de los empleados

199. ¿Qué estado financiero ofrece una instantánea de la situación financiera de una farmacia en un momento determinado?

a. Cuenta de resultados

b. Estado de flujos de tesorería

c. Balance de situación

d. Estado de beneficios no distribuidos

200. ¿Qué mide el término "rotación de existencias" en una farmacia?

a. La velocidad a la que se dispensan los medicamentos

b. La frecuencia de reposición del inventario

c. La eficacia de la gestión del personal de farmacia

d. El número de veces que se vende y repone el inventario en un período determinado

201. ¿Para qué sirve un presupuesto en la gestión farmacéutica?

a. Controlar los precios de los medicamentos

b. Asignar recursos y controlar gastos

c. Fijar los márgenes de beneficio de las farmacias

d. Determinar los salarios de los empleados

202.   ¿Cuál es la función principal del director de farmacia en la gestión de personal?

a. Maximizar los objetivos individuales de los empleados

b. Minimizar la formación del personal

c. Gestión y desarrollo del personal de farmacia

d. Ignorar el rendimiento de los empleados

203.   ¿Cuál es la finalidad de la evaluación del rendimiento en la gestión de personal?

a. Determinar los salarios de los empleados

b. Determinar las necesidades de formación y las áreas de mejora

c. Eliminar a los empleados de bajo rendimiento

d. Aumentar la competencia en el lugar de trabajo

204.   ¿Cuál es el objetivo principal de la diversidad de la mano de obra en la gestión de

farmacias?

a. Minimizar las diferencias entre los empleados

b. Promover un entorno de trabajo homogéneo

c. Reconocer y valorar las diferencias entre los empleados

d. Ignorar los factores culturales en el lugar de trabajo

Respuesta: c. Reconocer y valorar las diferencias entre los empleados

205. ¿A qué se refiere el término "cultura del lugar de trabajo" en la gestión de farmacias?

a. La disposición física de la farmacia

b. Los valores, creencias y comportamientos de los empleados

c. El número de empleados de la farmacia

d. Los tipos de medicamentos dispensados

206. En el contexto del marketing farmacéutico, ¿cuál es el objetivo de la segmentación del mercado?

a. Disminuir la competencia

b. Dirigirse a grupos específicos de clientes con estrategias de marketing a medida

c. Reducir la variedad de productos ofrecidos

d. Limitar el alcance geográfico de la farmacia

207. ¿Qué papel desempeñan las redes sociales en el marketing farmacéutico?

a. Aumento de los precios de los medicamentos

b. Minimizar el compromiso del cliente

c. Mejorar la comunicación con los clientes y promover los servicios

d. Restringir el acceso de los clientes a la información

208. ¿Qué significa el término "análisis DAFO" en marketing farmacéutico?

a. Puntos fuertes, puntos débiles, oportunidades y amenazas

b. Ventas, mano de obra, operaciones, tecnología

c. Estrategias, Ganancias, Objetivos, Tendencias

d. Programación, carga de trabajo, organización, formación

209.   ¿Cómo contribuye un programa de fidelización al marketing de la farmacia?

a. Desalentando la fidelización de los clientes

b. Ofreciendo descuentos y recompensas a los clientes frecuentes

c. Limitando el acceso de los clientes a los productos

d. Aumentando el precio de los medicamentos

210.   ¿Cuál es el objetivo principal de un programa de mejora continua de la calidad

(MCC) en la práctica farmacéutica?

a. Maximizar los objetivos individuales de los empleados

b. Identificar y rectificar problemas en los procesos de farmacia

c. Ignorar los comentarios de los clientes

d. Minimizar la dispensación de medicamentos

211.   ¿Qué significan las siglas DMAIC en el contexto de la mejora de la calidad?

a. Definir, Medir, Analizar, Mejorar, Controlar

b. Datos, Gestión, Análisis, Integración, Colaboración

c. Diseñar, Supervisar, Evaluar, Aplicar, Controlar

d. Documentar, Medir, Analizar, Aplicar, Corregir

212. ¿Qué papel desempeña la evaluación comparativa en la mejora de la calidad de la gestión farmacéutica?

a. Establecer objetivos poco realistas para la farmacia

b. Comparar el rendimiento de la farmacia con los estándares del sector o las mejores prácticas

c. Ignorar las opiniones de los clientes

d. Limitar la participación de los empleados en la mejora de la calidad

213. ¿Cuál es el objetivo principal del análisis de causa raíz en la mejora de la calidad?

a. Culpar a empleados individuales de los errores

b. Identificar las causas subyacentes de los problemas o errores

c. Evitar la responsabilidad por los errores de la farmacia

d. Desatender las quejas de los clientes

214. ¿Para qué sirve un plan de gestión de riesgos en la práctica farmacéutica?

a. Maximizar la satisfacción del paciente

b. Identificar y minimizar los riesgos potenciales para los pacientes y la farmacia

c. Ignorar posibles problemas legales

d. Reducir los salarios de los empleados

215. ¿A qué se refiere el término "error de medicación" en el contexto de la gestión de riesgos?

a. Un acto deliberado para dañar a un paciente

b. Cualquier suceso evitable que pueda causar o conducir a un uso inadecuado de la medicación o a un daño al paciente

c. Una práctica rutinaria en farmacia

d. El etiquetado incorrecto intencionado de medicamentos

216. ¿Cómo contribuye el uso de la tecnología de códigos de barras a la gestión de riesgos en la práctica farmacéutica?

a. Aumenta el riesgo de errores de medicación

b. Reduce la necesidad de verificar la prescripción

c. Aumenta la seguridad de la medicación al reducir los errores en la dispensación de medicamentos

d. Limita los tipos de medicamentos dispensados

217. ¿Qué papel desempeña la notificación de incidentes en la gestión de riesgos?

a. Disuadir a los empleados de notificar errores

b. Identificar y abordar los riesgos y errores potenciales

c. Castigar a los empleados por cometer errores

d. Minimizar la participación del paciente en la gestión de riesgos

218. ¿Cuál es el objetivo principal de los programas de salud y seguridad en el trabajo en la práctica farmacéutica?

a. Maximizar la satisfacción del paciente

b. Proporcionar a los empleados un entorno de trabajo seguro y saludable

c. Ignorar los riesgos laborales

d. Reducir los salarios de los empleados

219. ¿Para qué sirven los equipos de protección individual (EPI) en la práctica farmacéutica?

a. Maximizar la satisfacción del paciente

b. Aumentar la comodidad de los empleados

c. Proporcionar una barrera contra los riesgos laborales

d. Limitar el acceso de los empleados a los medicamentos

220. ¿Cómo contribuye una ficha de datos de seguridad (FDS) a la seguridad laboral en una farmacia?

a. Facilitando información sobre los salarios de los empleados

b. detallando las propiedades peligrosas de las sustancias presentes en el lugar de trabajo

c. Minimizando la participación de los trabajadores en las medidas de seguridad

d. Reduciendo el número de protocolos de seguridad

221. ¿Cuál es el objetivo principal de la formación en seguridad contra incendios en la práctica farmacéutica?

a. Maximizar la satisfacción del paciente

b. Reducir los salarios de los empleados

c. Proporcionar a los empleados los conocimientos y habilidades necesarios para responder a una emergencia de incendio

d. Ignorar los peligros en el lugar de trabajo

222. ¿Para qué sirve el análisis del umbral de rentabilidad en la gestión financiera de una farmacia?

a. Maximizar la satisfacción del paciente

b. Identificar el punto en el que los ingresos totales son iguales a los costes totales

c. Reducir los salarios de los empleados

d. Minimizar los precios de los medicamentos

223. ¿Cuál es el objetivo principal de un programa de tutoría en la gestión del personal de farmacia?

a. Minimizar los costes de formación de los empleados

b. Proporcionar una forma estructurada para que los empleados con experiencia guíen y apoyen a los empleados con menos experiencia.

c. Ignorar el desarrollo profesional de los empleados

d. Reducir los salarios de los empleados

224. ¿Cómo contribuye la participación de la comunidad a la comercialización de las farmacias?

a. Desalentando el compromiso del cliente

b. Aumentando el precio de los medicamentos

c. Estableciendo relaciones positivas con la comunidad y atrayendo clientes

d. Limitando el acceso a los servicios de farmacia

225. ¿Cuál es el objetivo principal de un análisis de causa raíz en la mejora de la calidad?

a. Culpar a empleados individuales de los errores

b. Identificar las causas subyacentes de los problemas o errores

c. Evitar la responsabilidad por los errores de la farmacia

d. Desatender las quejas de los clientes

226. ¿Cómo contribuye la aplicación de la tecnología a la gestión de riesgos en la práctica farmacéutica?

a. Aumentando el riesgo de errores de medicación

b. Reduciendo la necesidad de formación de los empleados

c. Aumentando la seguridad de la medicación y minimizando los errores

d. Limitando el acceso a la información farmacéutica

227. ¿Para qué sirve un plan de evacuación de emergencia en la seguridad en el lugar de trabajo de una farmacia?

a. Minimizar la satisfacción del paciente

b. Reducir los salarios de los empleados

c. Proporcionar directrices para que los empleados salgan del lugar de trabajo de forma segura en caso de emergencia

d. Ignorar los peligros del lugar de trabajo

228. ¿Qué papel desempeña la formación en comunicación de riesgos en la seguridad laboral?

a. Aumentar el riesgo de accidentes laborales

b. Reducir la necesidad de protocolos de seguridad

c. Garantizar que los empleados comprendan los peligros asociados a las sustancias con las que trabajan

d. Ignorar las preocupaciones de seguridad de los empleados

229. ¿Cómo contribuye un comité de seguridad a la seguridad laboral en una farmacia?

a. Desalentando la participación de los trabajadores en las medidas de seguridad

b. Eliminando la necesidad de protocolos de seguridad

c. Proporcionando un foro para que los empleados discutan y aborden los problemas de seguridad.

d. Aumentando los riesgos en el lugar de trabajo

¿Para qué sirven las inspecciones periódicas de seguridad en el lugar de trabajo de una farmacia?

a. Minimizar la satisfacción del paciente

b. Reducir los salarios de los empleados

c. Identificar y abordar los posibles riesgos para la seguridad en el lugar de trabajo

d. Ignorar las normas de seguridad en el lugar de trabajo

230. ¿Cómo contribuye la cultura de la seguridad a la seguridad laboral en la práctica farmacéutica?

a. Promoviendo el incumplimiento de los protocolos de seguridad

b. Minimizando la importancia de la seguridad de los empleados

c. Fomentando un entorno en el que los empleados den prioridad a la seguridad y notifiquen sus preocupaciones

d. Aumentando los accidentes laborales

Ciencias farmacéuticas

231. ¿Cuál de las siguientes NO es una forma farmacéutica?

a. Tableta

b. Elixir

c. Transducción

d. Pomada

232. ¿Cuál es la función principal de los excipientes en las fórmulas farmacéuticas?

a. Aportar color a la formulación

b. Mejorar el sabor del medicamento

c. Contribuir al efecto terapéutico

d. Ayudar a la formulación y estabilidad del medicamento

233. ¿Qué clase de fármacos inhiben la actividad de la enzima convertidora de angiotensina (ECA)?

a. Betabloqueantes

b. Diuréticos

c. Inhibidores de la ECA

d. Antagonistas del calcio

234.   El proceso de conversión de un fármaco de su forma salina a una base libre se conoce como:

a. Salazón

b. Formación de sal

c. Desproporción salina

d. Conversión salina

235.   ¿Cuál es el objetivo del Portal de los Farmacéuticos de Canadá?

a. Proporcionar formación continua a los farmacéuticos

b. Facilitar el proceso de registro de los farmacéuticos con formación internacional.

c. Regular la industria farmacéutica en Canadá

d. Promover los medicamentos de venta libre

236.   ¿Cuál de los siguientes es un ejemplo de sustancia controlada de la Lista II en Canadá?

a. Paracetamol

b. Codeína

c. Ibuprofeno

d. Aspirina

237.　¿Cuál es la función principal del hígado en el metabolismo de los medicamentos?

a. Excreción de fármacos

b. Activación de profármacos

c. Inactivación de fármacos

d. Absorción de fármacos

238.　¿Qué organismo regulador de Canadá se encarga de aprobar nuevos

medicamentos?

a. Ministerio de Sanidad de Canadá

b. Asociación Canadiense de Farmacéuticos

c. Institutos Canadienses de Investigación Sanitaria

d. Asociación Médica Canadiense

239.　¿Qué es el índice terapéutico de un medicamento?

a. La relación entre la dosis tóxica del fármaco y su dosis terapéutica

b. La relación entre la dosis terapéutica del fármaco y su dosis máxima tolerada

c. La relación entre la eficacia y la seguridad del medicamento

d. La relación entre la semivida del fármaco y su duración de acción

240.　¿Qué vitamina se sintetiza en la piel tras la exposición a la luz solar?

a. Vitamina A

b. Vitamina C

c. Vitamina D

d. Vitamina E

241. ¿Cuál es el principal mecanismo de acción de las estatinas?

a. Inhibición de la síntesis de colesterol

b. Aumento de la sensibilidad a la insulina

c. Inhibición de la coagulación sanguínea

d. Relajación del músculo liso

242. ¿En qué fase de los ensayos clínicos participa un pequeño grupo de voluntarios

sanos y se centra en la búsqueda de intervalos de dosis?

a. Fase I

b. Fase II

c. Fase III

d. Fase IV

243. ¿Cuál es la finalidad del Comité Consultivo Nacional sobre la Lista de

Medicamentos (CCNS)?

a. Regular la importación y exportación de productos farmacéuticos

b. Evaluar la eficacia terapéutica de los nuevos medicamentos

c. Recomendar la clasificación de los medicamentos según la Ley de Medicamentos y Sustancias

Controladas.

d. Llevar a cabo la vigilancia postcomercialización de los productos farmacéuticos

244. ¿Cuál de los siguientes es un efecto secundario frecuente de los antiinflamatorios no esteroideos (AINE)?

a. Estreñimiento

b. Hipertensión

c. Fotosensibilidad

d. Sequedad de boca

245. En la composición farmacéutica, ¿a qué se refiere el término "levigación"?

a. Mezclar un fármaco con una pequeña cantidad de líquido para formar una pasta suave

b. Reducir el tamaño de las partículas de un fármaco triturándolo con un mortero

c. Disolver un fármaco en un disolvente adecuado

d. Crear una emulsión estable de aceite y agua

246. ¿Cuál de los siguientes es un medicamento antipsicótico de segunda generación?

a. Haloperidol

b. Risperidona

c. Amitriptilina

d. Lorazepam

247. ¿Cuál es la función principal de la Sociedad Canadiense de Farmacéuticos de Hospital (CSHP)?

a. Acreditación de las escuelas de farmacia

b. Fomento de la investigación en ciencias farmacéuticas

c. Fomento de la práctica de la farmacia hospitalaria

d. Regulación de los técnicos de farmacia

248. ¿Cuál de las siguientes afirmaciones sobre las interacciones farmacológicas es

cierta?

a. Las interacciones farmacológicas siempre dan lugar a un aumento de los efectos terapéuticos.

b. Las interacciones farmacológicas sólo son relevantes para los medicamentos de prescripción.

c. Las interacciones farmacológicas pueden provocar un aumento o una disminución de los

efectos terapéuticos o de los efectos adversos.

d. Las interacciones farmacológicas sólo se producen con dosis elevadas de medicamentos.

249. ¿Cuál es la función principal de la Alianza Farmacéutica Pancanadiense (pCPA)?

a. Regular los precios de los productos farmacéuticos en Canadá

b. Negociar acuerdos de adquisición conjunta de medicamentos de marca y genéricos.

c. Llevar a cabo la vigilancia de los productos farmacéuticos después de su comercialización

d. Acreditar las escuelas de farmacia de Canadá

250. Pregunta: ¿Cuál de los siguientes es un ejemplo de medicamento biológico?

a. Atorvastatina

b. Insulina glargina

c. Metformina

d. Warfarina

251. ¿Cuál es la función principal de la glicoproteína P en el metabolismo de los fármacos?

a. Absorción de fármacos

b. Excreción de fármacos

c. Metabolismo de los fármacos

d. Distribución de fármacos

252. ¿Qué clase de antibióticos inhibe la síntesis de la pared celular bacteriana?

a. Tetraciclinas

b. Macrólidos

c. Penicilinas

d. Fluoroquinolonas

253. ¿Cuál es el principal objetivo de un estudio de estabilidad en el desarrollo farmacéutico?

a. Evaluar la farmacocinética de un fármaco

b. Evaluar el perfil de seguridad de un fármaco

c. Determinar la vida útil de un medicamento

d. Investigar el mecanismo de acción de un fármaco

254. ¿Qué forma farmacéutica está diseñada para liberar su principio activo de forma controlada durante un periodo prolongado?

a. Comprimido de liberación inmediata

b. Cápsula con cubierta entérica

c. Comprimido de liberación sostenida

d. Gránulos efervescentes

255. ¿Cuál es el principal mecanismo de acción de los medicamentos anticoagulantes?

a. Inhibición de la agregación plaquetaria

b. Inhibición de los factores de coagulación de la sangre

c. Potenciación de la fibrinólisis

d. Vasoconstricción

256. ¿Qué vitamina es esencial para la síntesis de colágeno y la cicatrización de heridas?

a. Vitamina A

b. Vitamina C

c. Vitamina D

d. Vitamina K

257. ¿Qué organismo regulador supervisa la práctica de la farmacia en Canadá?

a. Ministerio de Sanidad de Canadá

b. Asociación Canadiense de Farmacéuticos

c. Asociación Nacional de Autoridades de Reglamentación Farmacéutica (NAPRA)

d. Institutos Canadienses de Investigación Sanitaria

258. ¿Cuál es la función principal de la Agencia Canadiense de Medicamentos y Tecnologías Sanitarias (CADTH)?

a. Aprobación de medicamentos

b. Precios de los medicamentos

c. Evaluación de tecnologías sanitarias

d. Vigilancia postcomercialización

259. ¿Cuál de los siguientes es un efecto secundario frecuente de los inhibidores de la enzima convertidora de angiotensina (IECA)?

a. Hiperpotasemia

b. Hipoglucemia

c. Hipercalcemia

d. Hipertensión

260. ¿Para qué sirve el Número de Identificación de Medicamentos (DIN) en Canadá?

a. Identificar al fabricante de un medicamento

b. Seguir la distribución de un medicamento

c. Indicar la clase terapéutica de un medicamento

d. Permitir la venta de un medicamento en Canadá

261. ¿Cuál de los siguientes es un ejemplo de dosificación biofarmacéutica?

a. Comprimido sublingual

b. Inhalador dosificador

c. Parche bucal

d. Infusión intravenosa

262. En la composición farmacéutica, ¿para qué sirve un tensioactivo?

a. Aumentar la solubilidad del fármaco

b. Aumentar la estabilidad del fármaco

c. Disminuir la absorción del fármaco

d. Mejorar el sabor del fármaco

263. ¿Cuál de los siguientes es un ejemplo de servicio de farmacia especializada?

a. Farmacia comunitaria

b. Farmacia hospitalaria

c. Farmacia farmacéutica

d. Farmacia de venta por correspondencia

264. ¿Cuál es la función de la Junta de Revisión de Precios de Medicamentos

Patentados (PMPRB) en Canadá?

a. Aprobar nuevas formulaciones de medicamentos

b. Regular los precios de los medicamentos patentados

c. Realizar ensayos clínicos de nuevos medicamentos

d. Proporcionar vigilancia posterior a la comercialización

265. ¿Cuál de los siguientes es un efecto adverso frecuente asociado a los opiáceos?

a. Hipertensión

b. Hipoglucemia

c. Depresión respiratoria

d. Hemorragia gastrointestinal

266. ¿Cuál es el objetivo principal del Consejo Canadiense de Acreditación de

Programas de Farmacia (CCAPP)?

a. Regular la práctica de la farmacia

b. Acreditar las escuelas de farmacia

c. Realizar investigaciones en ciencias farmacéuticas

d. Ofrecer formación continua a los farmacéuticos

267. ¿Cuál de los siguientes es un efecto secundario frecuente de los inhibidores de la

bomba de protones (IBP)?

a. Diarrea

b. Estreñimiento

c. Osteoporosis

d. Taquicardia

268. ¿Cuál es la función principal de la Sociedad Canadiense de Farmacología y

Terapéutica (CSPT)?

a. Regulación de los precios de los medicamentos

b. Fomento de la investigación farmacológica

c. Acreditación de los técnicos farmacéuticos

d. Evaluación de la seguridad de los medicamentos

269.   ¿En qué fase de los ensayos clínicos participa un gran número de pacientes para evaluar la eficacia, la seguridad y los efectos secundarios del fármaco?

a. Fase I

b. Fase II

c. Fase III

d. Fase IV

270.   ¿Cuál es el objetivo principal de las Buenas Prácticas de Fabricación (BPF) en la industria farmacéutica?

a. Garantizar la seguridad y eficacia de los medicamentos

b. Controlar el precio de los medicamentos

c. Regular la publicidad de los medicamentos

d. Facilitar la importación y exportación de medicamentos

Ciencias del Comportamiento, Sociales y Administrativas de Farmacia

271.   ¿Cuál es el objetivo principal de la Farmacia del Comportamiento?

a. Desarrollo de fármacos

b. Comportamiento del paciente y uso de la medicación

c. Atención farmacéutica

d. Interacciones medicamentosas

272. En el Modelo de creencias sobre la salud, ¿qué factor influye en la decisión de un individuo de tomar medidas para prevenir o controlar una enfermedad?

a. Susceptibilidad percibida

b. Beneficios percibidos

c. Barreras percibidas

d. Autoeficacia

273. ¿Cuál de los siguientes es un ejemplo de estrategia cognitivo-conductual para mejorar la adherencia a la medicación?

a. Recordatorios de medicación

b. Ofrecer incentivos económicos

c. Utilizar técnicas de entrevista motivacional

d. Dispensar los medicamentos en blisters

274. ¿Cuál de los siguientes es un determinante clave del comportamiento según la Teoría del Comportamiento Planificado?

a. Actitud

b. Autoeficacia

c. Control percibido

d. Normas sociales

275. ¿Qué rama de la farmacia se centra en los aspectos sociales de la atención farmacéutica, incluidos el asesoramiento y la educación de los pacientes?

a. Farmacia social

b. Farmacia Comunitaria

c. Farmacia Clínica

d. Farmacia Administrativa

276. ¿Cuál es el objetivo principal de los servicios de gestión de la terapia farmacológica (MTM)?

a. Maximizar los beneficios de la farmacia

b. Mejorar los resultados de los pacientes mediante un uso optimizado de los medicamentos

c. Reducir el acceso a los medicamentos

d. Minimizar la participación del paciente en las decisiones de tratamiento

277. En el Modelo Transteórico del Cambio, ¿qué etapa implica mantener un cambio de conducta a lo largo del tiempo?

a. Precontemplación

b. Contemplación

c. Acción

d. Mantenimiento

278. ¿Cuál es el objetivo principal de la gestión de formularios en la práctica farmacéutica?

a. Maximizar los beneficios de la industria farmacéutica

b. Controlar los costes de los medicamentos y garantizar su disponibilidad

c. Limitar el acceso de los pacientes a los medicamentos

d. Ampliar la gama de medicamentos disponibles

279. ¿Cuál de los siguientes es un principio clave de la atención centrada en el paciente en la práctica farmacéutica?

a. Minimizar la participación del paciente en la toma de decisiones

b. Centrarse únicamente en los resultados orientados a la enfermedad

c. Considerar las preferencias y valores del paciente

d. Ignorar los factores culturales y sociales

280. ¿Cuál es el papel de un gestor de beneficios farmacéuticos (PBM) en el sistema sanitario?

a. Atención directa al paciente

b. Fabricación de medicamentos

c. Precio y reembolso de los medicamentos

d. Educación farmacéutica

281. ¿Cuál de los siguientes es un componente de la Teoría de Sistemas en la asistencia sanitaria?

a. Centrarse en componentes individuales aislados

b. Énfasis en las relaciones lineales de causa y efecto

c. Reconocimiento de la interdependencia de los componentes dentro de un sistema

d. Minimización de los bucles de retroalimentación

282. ¿Qué significan las siglas PDSA en el contexto de la mejora de la calidad en la atención sanitaria?

a. Planificar-Hacer-Estudiar-Actuar

b. Paciente-Médico-Sistema-Análisis

c. Farmacia-Dispensación-Almacenamiento-Auditoría

d. Prevención-Diagnóstico-Síntoma-Análisis

283. En el contexto de la seguridad del paciente, ¿a qué se refiere el término "conciliación de la medicación"?

a. Verificar la exactitud de la información sobre el seguro del paciente

b. Asegurarse de que los pacientes conocen los posibles efectos secundarios de los medicamentos

c. Comparar las órdenes de medicación de un paciente con todos los medicamentos que el paciente ha estado tomando

d. Evaluar la adherencia del paciente a la medicación prescrita

284. ¿Cuál es el objetivo principal de un comité de farmacia y terapéutica (P&T)?

a. Maximizar los beneficios de la farmacia

b. Evaluar y seleccionar medicamentos para su inclusión en el formulario

c. Proporcionar atención directa al paciente

d. Realizar investigaciones sobre medicamentos

285. ¿Cuál de los siguientes es un componente de la competencia cultural en la atención sanitaria?

a. Ignorar las diferencias culturales para mantener la objetividad

b. Reconocer y respetar las diferencias culturales

c. Promover un enfoque único de la atención al paciente

d. Suponer que todos los pacientes de un determinado grupo cultural tienen las mismas creencias y valores

286. ¿Cuál es el objetivo principal de la revisión del tratamiento farmacológico en la práctica farmacéutica?

a. Maximizar los beneficios de la farmacia

b. Identificar las interacciones farmacológicas y los efectos adversos

c. Promover la no adherencia a la medicación

d. Reducir la participación del paciente en las decisiones terapéuticas

287. En el contexto de la política sanitaria, ¿qué significan las siglas HIPAA?

a. Ley de Protección y Responsabilidad de la Información Sanitaria

b. Ley de Privacidad y Accesibilidad de la Información Sanitaria

c. Ley de Portabilidad y Responsabilidad de los Seguros Sanitarios

d. Ley de Protección y Accesibilidad de los Seguros Sanitarios

288. ¿Cuál es el objetivo principal de un programa de sincronización de medicación en farmacia comunitaria?

a. Maximizar los beneficios de la farmacia

b. Mejorar la adherencia a la medicación alineando las fechas de reposición

c. Limitar el acceso de los pacientes a los medicamentos

d. Reducir la gama de medicamentos disponibles

289. En el contexto de la comunicación sanitaria, ¿qué significan las siglas SBAR?

a. Situación, antecedentes, evaluación, recomendación

b. Sistemática, Breve, Análisis, Respuesta

c. Estructura, Antecedentes, Análisis, Respuesta

d. Apoyo, Briefing, Evaluación, Respuesta

290. ¿Cuál de los siguientes es un componente del modelo CRAFT (Community Reinforcement Approach and Family Training) para el tratamiento del abuso de sustancias?

a. Comportamiento facilitador

b. Castigo y confrontación

c. Refuerzo positivo para el no consumo de sustancias

d. Aislamiento y retraimiento

291. En el contexto de la práctica farmacéutica, ¿a qué se refiere el término "atención farmacéutica"?

a. Maximizar los beneficios de la farmacia

b. Centrarse únicamente en la dispensación de medicamentos

c. Práctica centrada en el paciente con el objetivo de optimizar el uso de la medicación y mejorar los resultados de salud

d. Limitar el acceso de los pacientes a los medicamentos

292. ¿Cuál es el principal objetivo de la economía de la salud en la práctica farmacéutica?

a. Maximizar los beneficios de la farmacia

b. Evaluar la rentabilidad de las intervenciones sanitarias

c. Promoción de medicamentos de alto coste

d. Reducir el acceso de los pacientes a los medicamentos

293. ¿Cuál de los siguientes es un concepto clave de la Teoría Cognitiva Social del cambio de comportamiento?

a. Autodeterminación

b. Determinismo recíproco

c. Indefensión aprendida

d. Teoría psicoanalítica

294. ¿Cuál es el objetivo principal de un programa de acceso a la medicación en la práctica farmacéutica?

a. Maximizar los beneficios de la farmacia

b. Proporcionar medicamentos gratuitos a los pacientes

c. Limitar el acceso de los pacientes a los medicamentos

d. Promover la no adherencia a la medicación

295. En el contexto de las disparidades en la atención sanitaria, ¿a qué se refiere el término "competencia cultural"?

a. Ignorar las diferencias culturales para mantener la objetividad

b. Reconocer y respetar las diferencias culturales en la atención al paciente

c. Promover un enfoque único de la atención al paciente

d. Asumir que todos los pacientes de un determinado grupo cultural tienen las mismas creencias y valores

296. ¿Cuál es el objetivo principal de las clínicas de adherencia al tratamiento farmacológico en la práctica farmacéutica?

a. Maximizar los beneficios de la farmacia

b. Evaluar la adherencia del paciente a los medicamentos prescritos

c. Promover la no adherencia a la medicación

d. Limitar el acceso de los pacientes a los medicamentos

297. ¿Cuál de los siguientes es un componente de la Caja de Herramientas de Precauciones Universales para la Alfabetización Sanitaria?

a. Simplificar la comunicación

b. Utilizar la jerga médica

c. Proporcionar material escrito complejo

d. Ignorar las preferencias del paciente

298. En el contexto de la política sanitaria, ¿qué significan las siglas CMS?

a. Centro de Medicare y Servicios Sociales

b. Sistema Médico Canadiense

c. Centros de Servicios de Medicare y Medicaid

d. Normas médicas comunitarias

299. ¿Cuál es el objetivo principal de un programa de gestión del tratamiento farmacológico (MTM) en la práctica farmacéutica?

a. Maximizar los beneficios de la farmacia

b. Evaluar la adherencia del paciente a los medicamentos prescritos

c. Optimizar el tratamiento farmacológico para mejorar los resultados de los pacientes

d. Limitar el acceso de los pacientes a los medicamentos

300. Pregunta: ¿Cuál de los siguientes es un concepto clave de la Teoría de la Acción Razonada?

Razonada?

a. Susceptibilidad percibida

b. Norma subjetiva

c. Autoeficacia

d. Control percibido

Respuestas

1. B	2. D	3. C	4. D	5. D	6. C	7. D	8. C	9.A	10. B	11. B	12. A
13. B	14. C	15. A	16. B	17. B	18. B	19. C	20. B	21. B	22. A	23. A	24. B
25. B	26. A	27. B	28. C	29. B	30. C	31. A	32. A	33. D	34. B	35. B	36. C
37. C	38. A	39. C	40. B	41. C	42. C	43. C	44. C	45. C	46 .C	47. D	48. B
49. C	50. B	51. C	52. C	53. B	54. B	55. B	56. A	57. B	58. C	59. A	60. B
61. D	62. C	63. B	64. A	65. D	66. B	67. A	68. C	69. B	70. B	71. C	72. 8
73. B	74. A	75. B	76. A	77. B	78. B	79. A	80. C	81. B	82. C	83. B	84. D
85. D	86. A	87. C	88. D	89. B	90. A	91. B	92. C	93. A	94. C	95. D	96. D
97. D	98. B	99. C	100. C	101. B	102. A	103. A	104. C	105. A	106. B	107. D	108. C

109. C	110. A	111. C	112. B	113. A	114. D	115. C	116. B	117. B	118. C	119. A	120. B
121.D	122. C	123. B	124. A	125. B	126. B	127. C	128. D	129. D	130. B	131. A	132. D
133.D	134. A	135. C	136. A	137. D	138. C	139. A	140. D	141. D	142. C	143. D	144. D
145. A	146. C	147. B	148. C	149. C	150. A	151. C	152. C	153. C	154. C	155. D	156. D
157. C	158. C	159. D	160. A	161.A	162. B	163. D	164. C	165. C	166. D	167. D	168. C
169. C	170. C	171. B	172. C	173. B	174. B	175. B	176. B	177. B	178. A	179. C	180. B
181. C	182. C	183. A	184. C	185. B	186. B	187. B	188. C	189. A	190. B	191. A	192. B
193. C	194. B	195. C	196. A	197. B	198. B	199. B	200. D	201. B	202. C	203. B	204. C
205. B	206. B	207. C	208. A	209. B	210. B	211. A	212. B	213. B	214. B	215. B	216. C
217. B	218. B	219. C	220. B	221. C	222. B	223. B	224. C	225. B	226. C	227. C	228. C
229. C	230. C	231. C	232. D	233. C	234. A	235. B	236. B	237. C	238. A	239. A	240. C
241. A	242. A	243. C	244. B	245. B	246. B	247. C	248. C	249. B	250. B	251. B	252. C
253. C	254. C	255. B	256. B	257. C	258. C	259. A	260. D	261. B	262. A	263. D	264. B
265. C	266. B	267. C	268. B	269. C	270. A	271. B	272. C	273. C	274. C	275. A	276. B
277. D	278. B	279. C	280. C	281. C	282. A	283. C	284. B	285. B	286. B	287. C	288. B
289. A	290. C	291. C	292. B	293. B	294. B	295. B	296. B	297. A	298. C	299. C	300. B